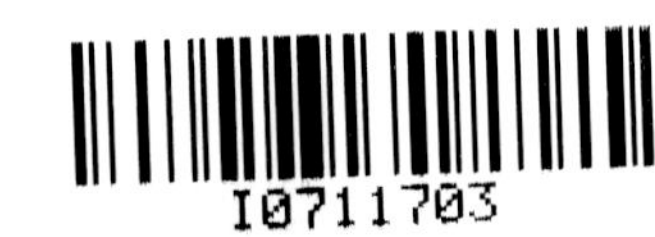
I0711703

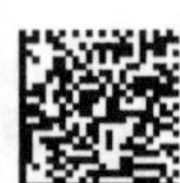

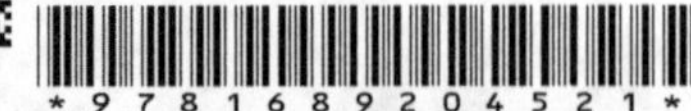
9 781689 204521